Сахар А. Ел-Масры
Мухаммад Ал Тохамы
Махмоуд Афифы Саыед Афифы

Секс-гормоны у тучных девочек

Сахар А. Ел-Масры
Мухаммад Ал Тохамы
Махмоуд Афифы Саыед Афифы

Секс-гормоны у тучных девочек

ScienciaScripts

Imprint

Any brand names and product names mentioned in this book are subject to trademark, brand or patent protection and are trademarks or registered trademarks of their respective holders. The use of brand names, product names, common names, trade names, product descriptions etc. even without a particular marking in this work is in no way to be construed to mean that such names may be regarded as unrestricted in respect of trademark and brand protection legislation and could thus be used by anyone.

Cover image: www.ingimage.com

Эта книга является переводом оригинала опубликованного под ISBN 978-620-2-91790-2.

Publisher:
Sciencia Scripts
is a trademark of
International Book Market Service Ltd., member of OmniScriptum Publishing Group
17 Meldrum Street, Beau Bassin 71504, Mauritius
Printed at: see last page
ISBN: 978-620-2-86444-2

Секс-гормоны у тучных девочек

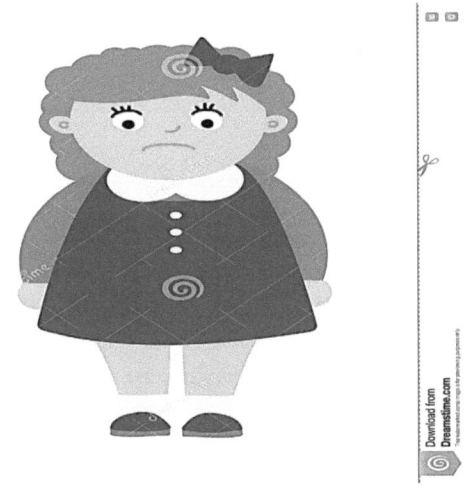

Оглавление

Список сокращений

ACTH	адренокортикотрофный гормон
BMI	Индекс массы тела
DHEA	Дегидроэпиандростерон
DHEAS	сульфат дегидроэпиандростерона
DHT	дигидротестостерон
DM	Сахарный диабет
ДНК	дезоксирибонуклеиновая кислота
E2	Эстрадиол
FSH	фолликулостимулирующий гормон
GH	Гормон роста
GnRH	Гонадотрофин высвобождающий гормон
HOMA	оценка гомеостатической модели
HPT	Гипоталамо-гипофизар-тиреоид

Ht	Высота тела
IGF	Инсулин Как фактор роста
IGF1	Инсулин как фактор роста один
IR	инсулиновая резистентность
LH	лютеинизирующий гормон
МРТ	Магнитно-резонансная томография
mRNA	Посланник Рибонуклеиновая кислота
MS	метаболический синдром
PCOS	синдром поликистозного яичника
БПГ	Пилософазная установка
SHBG	Глобулин, связывающий стероидные гормоны
SSBG	Секс-стероидно-связывающий глобулин
TG	Триглицерид
США	Ультразвук
WHR	отношение талии к финишу
Wt	Вес тела

Введение

Ожирение, которое представляет собой наиболее серьезную проблему общественного здравоохранения в [21] веке, просто определяется как состояние избыточного ожирения организма, возникающее, когда потребление энергии хронически превышает расходы на энергию *(WHO, 2015; Kang, 2016)*. Кроме того, ожирение является одним из основных факторов риска для ряда хронических заболеваний, например, сахарного диабета типа II (DM-II), дислипидемии, гиперинсулинемии, поликистозного синдрома яичников (ПСЯС), гипертонии, ишемической болезни сердца, а также многих психосоциальных и социальных проблем *(Abdulrahman et al., 2014)*.

Гонадотропины - это гормоны, выделяемые из гонадотрофов переднего гипофиза, и они стимулируют гонады (семенники у самцов, яичники у самок), а отсюда и название "гонадотропины". Большинство гонадотропов выделяют только лейтинизирующий гормон (ЛГ) или фолликулярно-стимулирующий гормон (ФСГ), но некоторые из них могут выделять и то, и другое. *(Mullen et al., 2013; Cahoreau et al., 2015)*. Лишь немногие исследования; на ранних стадиях полового созревания у девочек с ожирением (*Таннер* стадии 2 и 3); предполагают, что избыточная масса тела связана с подавлением секреции гонадотропина, с притупленным повышением ЛГ, связанным со сном *(Бордини и др., 2009; Ли и др., 2016)*.

Андрогены (общий тестостерон и свободный тестостерон) - это гормоны, вырабатываемые либо надпочечными железами, либо яичниками. Гиперандрогенемия (из-за чрезмерной выработки андрогенов или даже из-за повышенной локальной чувствительности тканей к циркулирующим андрогенам) представляет собой наиболее распространенное эндокринное расстройство у самок в репродуктивном возрасте. Более того, избыток андрогенов поражает различные ткани и системы органов, что приводит к широкому спектру клинических состояний, например, акне, гирсуитизму, откровенной вирилизации ... и т.д. *(Леббе и Вудрафф, 2013; Лизнева и др., 2016).*

Хотя этиология гиперандрогении у некоторых тучных девочек неясна, но инсулинорезистентность (ИР) при компенсаторной гиперинсулинемии может играть ключевую роль. Тем не менее, синдромы выраженной ИК могут быть связаны с выраженной гиперандрогенезией яичников. Кроме того, гиперинсулинемия может способствовать как чрезмерной выработке андрогенов надпочечников, так и чрезмерной биодоступности ИФР-1 за счет снижения выработки как связывающих ИФР белков, так и ИФР-1; таким образом, стимулируя продукцию как андрогенов надпочечников, так и андрогенов яичников *(Кленов и др., 2014).*

Изучая литературу, немногие исследования выявили определенные механизмы взаимодействия между ожирением, гиперинсулинемией, гиперандрогенезом и подавлением гонадотропинов у девочек с избыточным весом и тучных *(Burt et al., 2010; Vilmann et al., 2012; Ibanez et al., 2014; Kang, 2016).*

Глава 1

Гонадотропины

Гонадотропины - это гормоны, выделяемые из гонадотрофов переднего гипофиза, и они стимулируют гонады (семенники у самцов, яичники у самок), а отсюда и название "гонадотропины". Большинство гонадотропов выделяют только лейтинизирующий гормон (ЛГ) или фолликулярно-стимулирующий гормон (ФСГ), но некоторые из них могут выделять и то, и другое *(Mullen et al., 2013; Cahoreau et al., 2015)*.

По своей химической структуре гонадотропины (лютеинизирующий гормон "LH" и фолликулостимулирующий гормон "FSH") являются наиболее сложными молекулами гликопротеинов с гормональной активностью, известными до сих пор. И ФСГ, и ЛГ состоят из альфа- и бета-субъединиц. Оба гормона имеют идентичные альфа субъединицы, в то время как каждый из них имеет свою уникальную бета субъединицу со способностью связывать собственные рецепторы *(Szkudlinski & Bruce, 2016)*.

Физиологические эффекты гонадотропинов

a- Лютеинизирующий гормон (ЛГ)

ЛГ стимулирует гонадцев как мужского, так и женского пола к секреции стероидных гормонов. В семенниках LH связывается с определенными рецепторами на клетках Лейдига, стимулируя их к синтезу и секреции тестостерона, в то время как в яичнике он стимулирует клеткиса к секреции тестостерона, который затем преобразуется в эстроген соседними клетками гранулозы (*Kumar & Sait, 2011*).

У женщин **предвулярный** всплеск ЛГ представляет собой большой всплеск секреции ЛГ, который вызывает овуляцию зрелых фолликулов. Возникающие в результате этого остаточные клетки в овулированных фолликулах размножаются и образуют корпоративную лютею, которая секретирует как прогестерон, так и эстрадиол. Прогестерон поддерживает беременность, поэтому ЛГ необходим для постоянного развития и функции лютеи тел. Однако название лютеинизирующего гормона (ЛГ) происходит от его действия, вызывающего лютеинизацию фолликулов яичников (*Christenson и др., 2013*).

b- Фолликулостимулирующий гормон (ФСГ)

Название "FSH" происходит от его функции, которая стимулирует созревание фолликулов яичников у женщин, в то время как у мужчин она играет важную роль в производстве сперматозоидов, так как поддерживает функцию клеток Сэртоли, которые, в свою очередь, поддерживают созревание сперматозоидов (*Ramaswamy & Weinbauer, 2014*).

Контроль секреции гонадотропина

Гонадотропин, высвобождающий гормон "GnRH" (декапептид, состоящий из десяти аминокислот и выделяющийся из гипоталамуса) является основным регулятором секреции как ЛГ, так и ФСГ. ГнРГ связывается с определенными рецепторами на гонадотрофах, стимулируя их секрецию как ЛГ, так и ФСГ, которые играют центральную роль в функции яичников (рис. 1) *(Mullen и др., 2013; Xiang и др., 2017)*.

Этот регуляторный контур приводит к пульсатильной секреции LH и, в гораздо меньшей степени, FSH. Количество импульсов ГнРГ и ЛГ варьируется от нескольких в день до одного или нескольких в час. У женщин частота импульсов явно связана со стадией цикла *(Коллинз, 2014)*. Однако быстрые пубертальные изменения начинаются с повышенной чувствительностью гипофиза к "ГнРГ"; пульсатильным высвобождением ГнРГ, ЛГ и ФСГ во время сна; и соответствующим увеличением количества гонадальных андрогенов и эстрогенов *(Растение, 2015)*.

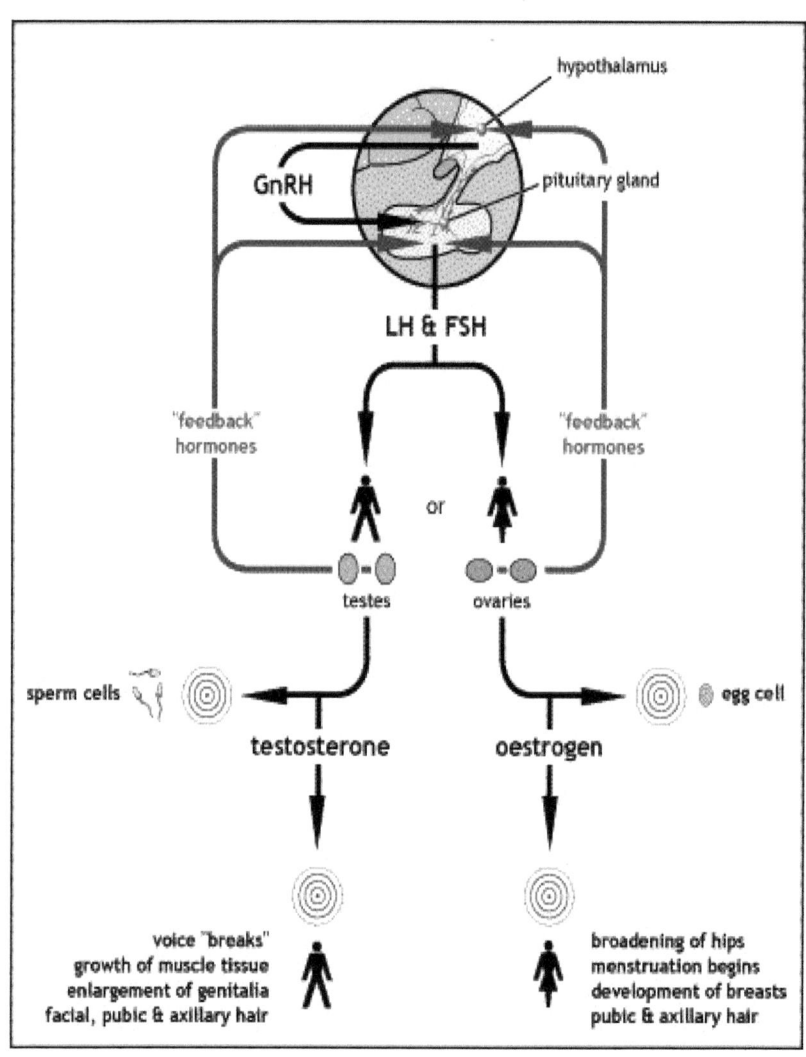

Рис. (1): ГнРГ стимулирует секрецию ЛГ, которая стимулирует гонадальную секрецию половых стероидов тестостерона, эстрогена и прогестерона. В классической цепи отрицательной обратной связи половые стероиды подавляют секрецию ГнРГ, а также оказывают прямое отрицательное воздействие на гонадотрофы *(Вальдес и др., 2014)*.

Гормональные изменения у девочек

Усиленные импульсы ЛГ стимулируют клеткиса яичников к выработке тестостерона и меньшего количества прогестерона. Другими словами, ЛГ является основным физиологическим стимулом для выработки андрогенов в клетках яичников изса-клеток. Большая часть тестостерона перемещается в близлежащие клетки гранулозы. Незначительное увеличение FSH индуцирует повышение ароматазной активности этих клеток грануллы, что преобразует большую часть тестостерона в эстрадиол. Такие повышенные уровни эстрадиола продуцируют характерные эстрогенные изменения женского полового созревания: скачок роста, ускорение созревания и закрытия костей, рост груди, увеличение жирового состава, рост матки, увеличение толщины эндометрия и слизистой оболочки влагалища, расширение нижней части таза.

Постепенное повышение уровня эстрадиола вместе с другими автоамплификационными процессами, позволяют девушке достичь половой зрелости, так как это позволяет достичь необходимого для овуляции всплеска ЛГ среднего цикла. Уровни андрогенов надпочечников и тестостерона также повышаются в период полового созревания, вызывая типичные андрогенные изменения женской половой зрелости. Уровень IGF1 повышается, а затем снижается по мере окончания полового созревания. Рост завершается, и рост взрослой особи достигается по мере того, как уровни эстрадиола полностью закрываются при эпифизе *(Gordan et al., 2005; Kumar & Sait, 2011; Lee et al., 2016)*.

Ассоциация между детским ожирением и гонадотропинами

Хотя потенциальные механизмы, лежащие в основе предполагаемой связи между детским ожирением и более ранним началом полового созревания у девочек, неясны, тем не менее, в качестве метаболического регулятора/контроллера центрального полового созревания было предложено использовать ожирение, которое, как предполагается, связано с преждевременной активацией генератора импульсов GnRH и центральным началом полового созревания (*Christine & Burt, 2010; Ranke & Mullis, 2011; Vlachopadopoulou, 2015; Lee et al., 2016*).

Хотя прототипные морфологические изменения полового созревания (например, телярхи) обычно предполагают предшествующую активацию оси ГнРГ-гонадотропина, тем не менее, неизвестно, отражает ли раннее телярхи у девочек с ожирением нейроэндокринное созревание или нет. Поскольку эстроген способствует развитию тканей молочной железы, то слэрш обычно не отражает нормального созревания гипоталамо-гипофизарно-оварианической оси у девочек, страдающих ожирением (*Ahmed et al.,2009*). Следует отметить, что жировая ткань (наполненная ароматазой) преобразует предшественников надпочечников андрогенов (например, андростендион) в эстроген. Кроме того, к другим потенциальным механизмам, способствующим увеличению количества эстрогенов при ожирении, относится связанное с ожирением снижение печеночного метаболизма эстрогенов. Кроме того, периферическое ожирение связано с индуцированным инсулином снижением уровня половых гормонов, связывающих глобулин "SHBG", что повышает биодоступность половых стероидов, включая эстрадиол (*Ahmed et al., 2009; De Leonibus et al., 2012; Shin & Mi, 2012; Vlachopadopoulou, 2015*).

К сожалению, нет данных, однозначно подтверждающих, что ожирение связано с преждевременной активацией секреции гонадотропина у девочек. На самом деле, очень немногие исследования на ранних стадиях полового созревания у девочек (*Таннер* стадии 2 и 3) позволяют предположить, что избыточная масса тела связана с подавлением секреции гонадотропина с притупленным повышением уровня ЛГ, обусловленным сном (*Бординиет al., 2009; Ли и др., 2016*).

Достаточный уровень лептина, позволяющий центральную активацию ГнРГ и секрецию гонадотропина, необходим для развития пубертата. Более того, лептин может также оказывать более прямое стимулирующее действие на ГнРГ и секрецию гонадотропина. Например, лептин влияет на функцию гонадотропина, поскольку он может ускорять частоту импульсов ГнРГ и напрямую стимулировать выделение ЛГ и ФСГ (*Kaplowitz, 2008; Ahmed и др., 2009; Moon и др., 2013*).

У девочек, страдающих половым созреванием, ИК может быть преувеличена, и такое преувеличение в сочетании с гиперинсулинемией может объяснить продвижение полового созревания. С развитием ИК инсулин повышает эффективность ЛГ и стимулирует секрецию гипофиза ЛГ .Высокий уровень ЛГ приводит к стимуляции синтеза андрогенов в яичнике (*Ranke & Mullis, 2011*). Кроме того, гиперинсулинемия может снизить производство SHBG в печени, повысить биодоступность половых стероидов, а у взрослых женщин инсулин может увеличить LH-стимулированный стероидогенез яичников (*Burt и др., 2010; Shin & Mi, 2012; Vlachopadopoulou, 2015*).

У девочек с периферическим ожирением, страдающих гиперандрогенезией, повышенный уровень андрогена (может быть от надпочечников), что, в свою очередь, снижает чувствительность генератора импульсов ГнРГ к подавлению отрицательной обратной связи половыми стероидами (например, прогестероном). Поэтому, если это верно, то высокий уровень андрогена, связанный с ожирением у препубертальных девочек, может способствовать увеличению секреции ГнРГ пульсатила и, таким образом, привести к более раннему началу полового созревания *(Marshall, 2006; Burt et al., 2010; De Leonibuset al., 2012)*.

Влияние как ожирения, так и половых стероидов на производство ЛГ у детей различно, чем у взрослых. *Sherman & Korenman, (1974), Grenman et al., (1986), Arroyo et al., (1997), Taylor et al., (1997), Flor-Cisneros et al., (2004), De Pergola et al., (2006), Chang, (2009), Weiet al., (2009) и Divall et al, (2010)* установили, что у девочек с ожирением и избыточным весом в период полового созревания уровни ФСГ и ЛГ были значительно ниже, чем у сверстниц с нормальным весом, в то время как некоторые исследования показали, что избыточный вес у девочек с ранним половым созреванием был связан с повышением уровней ЛГ *(Bordini et al., 2009; McCartney et al., 2009; Christine & Burt, 2010) и* у девочек с поздним половым созреванием (McCartney *et al., 2009; De Leonibus et al., 2012)*, что, возможно, отражает последствия гиперандрогениза.

Маккартни и др., (2006) и Ли и др., (2016) пришли к выводу, что у девочек с пубертатным весом (*Таннер* 1-3) уровень ЛГ был выше у девочек с нормальным весом, чем у девочек с избыточным весом и страдающих ожирением, в то время как у девочек Таннера 4 уровни ЛГ в 3 группах существенно не отличались. Аналогичным образом, *Маккартни и др., (2006)* пришли к выводу, что у девочек с ожирением и нормальным весом концентрации ЛГ и DHEAS были схожими. Был сделан вывод, что более высокий индекс массы тела в период раннего полового созревания ассоциируется со слегка более низкими уровнями ЛГ *(McCartney и др., 2006 & 2007; Ли и др, 2016)*, в то время как увеличение ИМТ у девочек, страдающих ожирением на поздних стадиях полового созревания, не связано с концентрациями ЛГ *(McCartney и др., (2006), Ли и др., (2016) и Корбоулд (2008)*, пришли к выводу, что у девочек, страдающих ожирением до и в раннем периоде полового созревания, уровень ЛГ относительно ниже, что нормализует развитие аспуберты. Таким образом, была выдвинута гипотеза о том, что уровень ЛГ у тучных девочек, страдающих ожирением, будет выше, чем у девочек с нормальным весом, страдающих от преждевременного полового созревания, что указывает на корреляцию избыточного ожирения (ИМТ) с концентрациями ЛГ у девочек, страдающих от преждевременного полового созревания *(Ли и др., 2016 г.)*.

Глава 2

Androgens

"**Андро**" - греческое слово, означающее "мужчина". Андрогены/андрогенные гормоны или тестоиды - это стероидные гормоны, которые контролируют развитие и поддержание мужских качеств у позвоночных путем связывания с андрогенными рецепторами. Это включает в себя активность первичных мужских половых органов и развитие мужских вторичных половых характеристик. Впервые андрогены были обнаружены в 1936 году. Андрогены играют ключевую роль в центральном начале полового созревания *(Blank et al., 2009)*. В период полового созревания уровень андрогенов повышается как у мальчиков, так и у девочек. Кроме того, андрогены являются исходными анаболическими стероидами и предшественниками всех эстрогенов *(Sinha-Hikim et al., 2004)*.

физиологический фон

Гиперандрогенемия (из-за чрезмерной выработки андрогенов надпочечными железами и/или яичниками или даже из-за повышенной местной чувствительности тканей к циркулирующим андрогенам) представляет собой наиболее распространенное эндокринное расстройство у женщин репродуктивного возраста. Более того, избыток андрогенов поражает различные ткани и системы органов, что приводит к широкому спектру клинических состояний, например, акне, гирсуитизму, откровенной вирилизации ... и т.д. *(Леббе и Вудрафф, 2013; Лизнева и др., 2016)*.

Источники андрогенов у самок

Эндокринные железы (надпочечники и яичники) и периферические ткани, такие как жир и кожа, являются основными источниками производства андрогенов у женщин. Напротив, печень и кишечник играют незначительную роль в выработке андрогенов, поскольку они преобразуют тестостерон в дигидротестостерон "DHT" *(Mohamed, 2017)*. Кроме того, надпочечные железы и яичники выделяют пять андрогенов по сходному пути: дегидроэпиандростерон сульфат (DHEAS), дегидроэпиандростерон (DHEA), Δ4 андростендион, тестостерон и андростендиол (которые обладают как андрогенной, так и эстрогенной активностью). Тестостерон является единственным андрогеном, обладающим прямой андрогенной активностью, в то время как DHEAS, DHEA и андростендион являются предшественниками тестостерона *(Лизневает соавт., 2016)*.

Лютеинизирующий гормон (ЛГ) контролирует яичники, вырабатывая 50% общего тестостерона, который в середине цикла поднимается до 75%. Кроме того, яичники выделяют 50% общего андростендиона Δ4 и небольшие количества (20%) DHEA. Однако, тестостерон, который используется в качестве маркера секреции андрогенов яичников, также вносит свой вклад в общий уровень тестостерона *(Miller & Auchus, 2014)*.

Адреналандрогены - это стероиды, вырабатываемые зонойретикулозы коры надпочечников у обоих полов. Основными андрогенами надпочечников являются дегидроэпиандростерон, андростендион (предшественники тестостерона) и сульфатдегидроэпиандростерона, который присутствует в крови в высоких концентрациях. У девочек андрогены надпочечников играют роль в андрогенных событиях раннего полового созревания *(Туркует соавт., 2014)*.

Надпочечные железы вырабатывают весь DHEAS, 80% DHEA, 50% андростендиона и 25% циркулирующего уровня тестостерона. Кроме того, пролактин и эстроген влияют на производство андрогенов надпочечников, где секреция DHEAS и 11-андростендиона (используемых в качестве маркеров секреции андрогенов надпочечников и не секретируемых яичниками) зависит от адренокортикотропного гормона "ACTH" *(Guido et al., 2004;* **Mohamed, 2017)**.

К важным периферийным местам для производства андрогенов относятся жиры, печень, мочеполовая система и кожа. Кроме того, кожа в некоторой степени преобразует андростендион и DHEA в тестостерон (около 50% циркулирующего тестостерона получают из периферического преобразования андростендиона, особенно в жировой ткани). Остальные 50% плазменного тестостерона получают в равных пропорциях из секреции яичников и надпочечников (*Burger, 2002; Quinkler et al., 2004; Rosenfield & Bordini, 2010; Burt et al., 2010; Lizneva et al., 2016*).

Тестостерон, выделяемый из клеток теки яичников, является необходимым предвестником для производства эстрогенов, так как он ароматизируется до эстрадиола (*Quinkler и др., 2004; Burt и др., 2010*).

DHT (внутрикринный гормон, который вырабатывается, действует и метаболизируется в целевых тканях) вырабатывается под действием ферментов 5α-редуктазы (тип 1 встречается, прежде всего, в коже и печени, а тип 2 - в мочеполовой системе) на тестостерон, андростендион и DHEA. DHT метаболизируется в волоконно-меловой установке (ПСУ) и периферических тканях в 3сс-андростандиол, который в конечном итоге метаболизируется в 3сс-андростандиол глюкуронид, который измеряется как показатель уровня активности целевого преобразования тканей тестостерона и андростендиона в DHT. Кроме того, относительную активность ферментов 5α-редуктазы можно определить путем измерения 3сс-андростандиола глюкуронида в моче или крови (*Carmina, 2006; Lizneva et al., 2016*). Биосинтез стероидов и типы андрогенов представлены на рисунке (2).

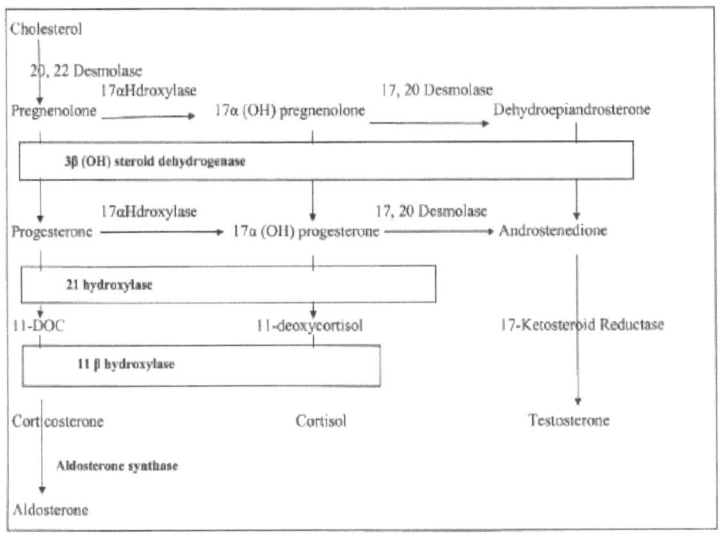

Рис. (2): Биосинтез стероидов и типы андрогенов (*Кармина, 2006*).

циркуляция андрогенов

Хотя циркулирующие андрогены существуют либо как связанные с белком, либо как несвязанные, тем не менее, андрогенность в основном зависит от несвязанной фракции и частично от фракции, связанной с альбумином. Секс-гормональный связывающий глобулин "SHBG" или секс-стероидный связывающий глобулин "SSBG" связывается как с андрогеном, так и с эстрогеном. Альбумин обладает высокой связующей способностью со стероидами, такими как DHEAS, DHEA и андростендион. Напротив, тестостерон и ДГТ связаны в основном с SHBG и в меньшей степени с альбумином. У нормальных здоровых женщин 80% тестостерона связано с SHBG, 19% с альбумином и 1% свободно циркулирует. С другой стороны, у женщин с гирсутизмом 79% тестостерона связано с SHBG, 19% с альбумином и 2% свободно циркулирует (**Li** *et al.*, **2016**).

Уровень СГН зависит от условий и лекарственных средств, т.е. повышенный уровень СГН может быть вызван эстрогенами, гормонами щитовидной железы, беременностью и эстрогеносодержащими препаратами, тогда как пониженный уровень СГН может быть вызван андрогенами, синтетическими прогестинами (норэтиндрон, норгестрел, дезогестрел, норгетин), глюкокортикоидами, гормоном роста, инсулином, ожирением, акромегалией, гипотиреозом и гиперинсулинемией *(Мохамед, 2017 г.).*

Механизм действия андрогенов

Андрогены попадают в цитоплазму клеток-мишеней (через их клеточные мембраны) посредством простой диффузии. После диффузии они связываются с рецептором андрогенов, активизируя их для формирования комплекса андроген-рецепторов, который связывается с определенным участком ДНК, транскрибируя его в мРНК, которая, наконец, трансформируется в ферменты и белки, необходимые для действия андрогенов (рис. 3) *(Stanczyk, 2006; Thakur & Mahendra, 2015).*

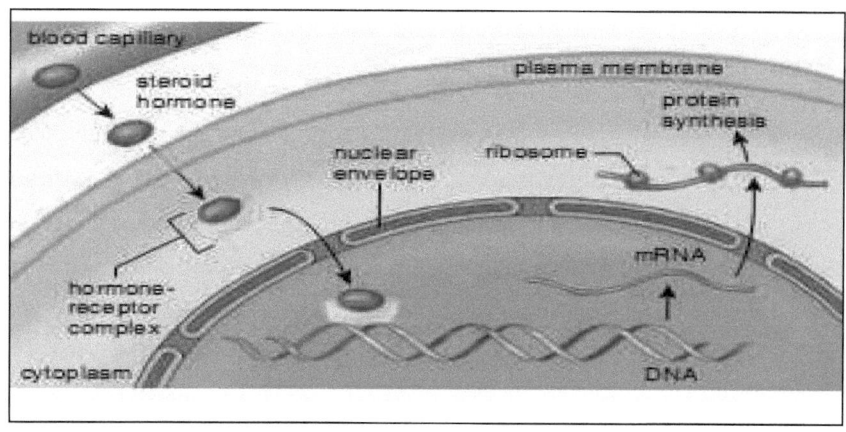

Рис. (3): Механизм действия стероидного гормона (андрогена) *(Станчик, 2006).*

андрогенные эффекты

Основными функциями андрогенов являются индукция мальковости, развитие вторичных половых органов и протоков, семенных везикул, простаты, а также формирование наружных половых органов мужчины в зародыше. Отсутствие андрогенов или отсутствие рецепторов тестостерона приводит к формированию женского фенотипа, несмотря на наличие 46-XY кариотипа. Постнатальные самки не так чувствительны к андрогенам, т.е. у постнатальных самок андрогены индуцируют рост половой шерсти, височное облысение, акне, клиторальный рост, выработку кожного сала и углубление голоса. Однако степень этих изменений зависит от уровня сывороточных андрогенов *(Stouffs et al., 2009; Escobar et al., 2012)*.

патофизиология гиперандрогенезии

Избыток андрогенов воздействует в основном на волосистую систему (ПСУ) и репродуктивную систему. Волосистая ткань, из которой вырастают волосы, выделяет сальные железы. Существует два типа волос: a- **"лануго или веллус"**; тонкие волосы плода - это лануго, в то время как волосы взрослых - это веллус. b- **"конечные"**, толстые и пигментированные волосы (например, волоски лобковой, подмышечной, грудистой и лицевой областей) реагируют на андрогены, в то время как волоски в других частях тела не зависят от андрогенов. Распространенность лангуа и конечных волос сильно зависит от генов. Однако гирсуитизм возникает из-за повышенного уровня андрогенов, когда больше веллусовых волос на андрогенно-чувствительных участках превращаются в конечные волоски. Кроме того, андрогены продлевают фазу роста волос и способствуют их преобразованию из веллусового типа в конечные. Сообщается, что гирсуитизм поражает 70-80%

девочек и женщин с избытком андрогенов. Кроме того, избыток андрогенов увеличивает выработку кожного сала из волосяного покрова (*Lizneva et al., 2016; Mohamed, 2017*).

Угревая сыпь, поражения волосяного покрова могут быть усугублены или инициированы повышенным уровнем андрогена, так как избыточная выработка кожного сала и пролитие гиперкератинизированного эпителия может закрыть волосяной фолликул. Угревая сыпь пропионобактерии размножается, а затем бактериальные липазы гидролизуют триглицериды кожного сала в глицерин и свободные жирные кислоты, которые являются воспалительными и приводят к следующим прогрессирующим стадиям поражения угревой сыпью:

a- **Невоспалительные повреждения: например**, закрытая комедония (белоголовый) и открытая комедония (угрюмый).

b- **Воспалительные поражения: например**, папулы, пустулы и узелки.

(*Lizneva et al., 2016; Mohamed, 2017*).

Дифференциальные диагнозы гиперандрогенезии

1. поликистоз яичникового синдрома
2. гипертекоз яичников
3. Врожденная гиперплазия надпочечников
4. синдром Кушинга
5. андрогенно-секретирующая опухоль
    - происхождение надпочечников
    - яичниковое происхождение
6. введение экзогенных андрогенов
7. гестационный гиперандрогенизм
8. Гиперпролактинемия
9. Идиопатический

(*Hecht & Arslanian, 2015*).

1. <u>Поликистоз яичникового синдрома</u> (ПСЯС)

ПКОС, наиболее распространенное репродуктивное эндокринное заболевание у женщин, поражает около 10-20% в репродуктивном возрасте и представляет собой значительную демографическую нагрузку. Оно связано с множественными кистами яичников, нарушением менструального цикла, субфертильностью, нарушением настроения, гиперандрогенизмом, ожирением, акне и гирсуитизмом. Кроме того, ПХОС также ассоциируется с долгосрочными метаболическими эффектами, например, инсулинорезистентностью, сахарным диабетом, гиперлипидемией, безалкогольным стеатогепатитом (NASH) и риском сердечно-сосудистых заболеваний. *(Conway et al., 2014; Goodman et al., 2015; Valderhaug et al., 2015)*.

- *патофизиология PCOS*

Патофизиология ПКОС до сих пор вызывает споры, поскольку она, вероятно, связана с генетической и экологической восприимчивостью, например, с внутриутробным избыточным андрогеном. Кроме того, увеличение веса может привести к обострению ПКОС. С биохимической точки зрения, гиперинсулинизм выше ожидаемого в возрастной группе и группе с индексом массы тела, что вызывает гиперсекрецию лютеинизирующего гормона (ЛГ) и потенцирует действие ЛГ и инсулиноподобного фактора роста-1 (ИФР-1). Как ЛГ, так и ИФР-1 усиливают синтез яичников и андрогенов надпочечников, вызывающих продукцию тестостерона и DHEA-S (рис.4) *(Goodarzi и др., 2011; Паломба и др., 2017)*.

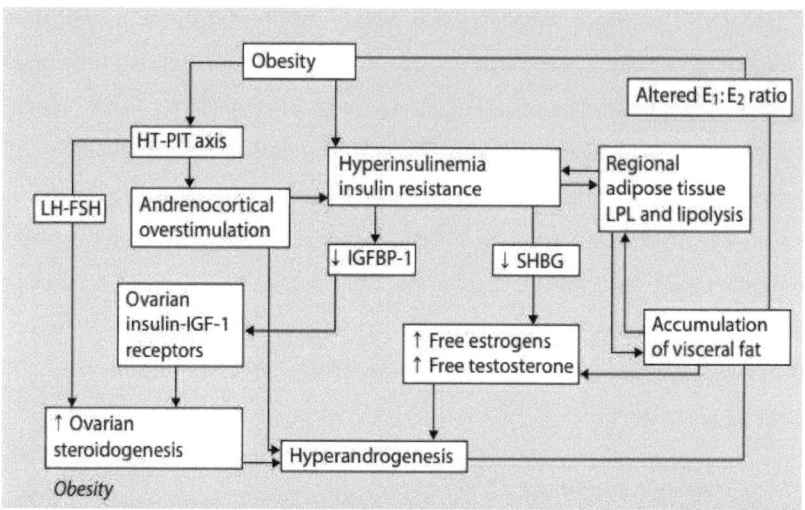

Рис. (4): Схема событий, наблюдаемых в связи с развитием ожирения, подчеркивающая связь между изменениями эндокринных функций и висцеральным накоплением жира в организме, а также развитие PCOS *(Ranke & Mullis, 2011)*.

В яичниках гиперинсулинизм, гиперандрогенизм и нарушение паракриновой сигнализации вызывают остановку развития фолликулов, как правило, когда фолликул приобретает ароматазную активность и имеет размер около 7 мм. Чрезмерное количество андрогенов яичников нарушает функцию ароматазы, которая необходима для дальнейшего роста фолликулов. Чрезмерное производство антимюллерийского гормона (АМГ) антагонизирует действие ФСГ и снижает доступность эстрогенов, необходимых для развития фолликул. Арест фолликулярного развития приводит к нарушениям менструального цикла, ановуляции и субфертильности *(Goetsch et al., 2017)*.

Роттердамская международная консенсусная группа описала ПКОС как синдром дисфункции яичников, характеризующийся гиперандрогенизацией и поликистозом яичников. Они рекомендовали поставить диагноз при соблюдении двух из следующих трех критериев:

▪ Олигоменорея или ановуляция,

- Клинические и/или биохимические доказательства гиперандрогенности,
- Поликистоз яичников на УЗИ: множественные периферийные фолликулы с объемом   яичников >10 мл (Сирманс **& Пате, 2013**).

Таким образом, роль биохимии в диагностике PCOS имеет решающее значение, так как она может обеспечить единственное объективное измерение, способствующее постановке диагноза. Однако то, что именно является биохимическим доказательством гиперандрогенности, все еще остается спорным. Типичный биохимический профиль в ККОС включает в себя легкие и умеренные уровни свободного и общего тестостерона, повышенные уровни DHEA-S и низкие уровни SHBG. У некоторых пациентов уровень ЛГ повышен, в то время как уровень ФСГ остается нормальным, что приводит к повышенному соотношению ЛГ/ФСГ (*Goodarzi et al., 2011; Goetsch et al., 2017*).

Другие заболевания, которые могут вызвать аналогичные симптомы, например, опухоли, секретирующие андроген, синдром Кушинга и врожденная гиперплазия надпочечников, должны быть исключены. Эти критерии требуют, чтобы диагноз ставился на основе исторической справки, клинического обследования, анализа крови на гиперандрогенность и визуализации яичников (*Kyritsi и др., 2017*).

2. гипертекоз яичников

Гипертекоз яичников, характеризующий наличие лютеинизированных клеточных гнезд в строме яичников, составляет большинство случаев гиперандрогении у женщин в постменопаузе, хотя его распространенность у молодых женщин значительно ниже и поражает <1% женщин с повышенным содержанием андрогенов в репродуктивном возрасте. По сравнению с близкородственным состоянием ПКС, гипертекоз яичников обычно ассоциируется с более выраженным гиперандрогенезом и вирилизацией, поскольку уровень тестостерона значительно выше, чем при ПКС, и может превышать 7 нмоль/л (**Meek и др., 2013**).

3. Врожденная гиперплазия надпочечников "САН".

Врожденная гиперплазия надпочечников "САН" представляет собой группу аутосомно-рецессивных расстройств, вызванных дефицитом одного из пяти ферментов, участвующих в синтезе кортизола в коре надпочечников, и составляет 2% случаев гиперандрогенности у женщин. Это состояние характеризуется недостаточной секрецией кортизола, которая стимулирует секрецию CRH гипоталамуса, в связи с отсутствием нормального торможения обратной связи (рис.). Это приводит к хроническому повышению уровня адренокортикотрофного гормона (АКТГ), который, в свою очередь, стимулирует секрецию надпочечниковой железы, превращаясь в гиперплазму, тем самым секретируя излишки андрогенов и предшественников стероидов. Наиболее распространенная форма ХАГ обусловлена дефицитом 21-гидроксилазной активности, на которую приходится 90-95% случаев ХАГ. Это связано с широким спектром клинических эффектов, а степень тяжести может варьироваться в зависимости от мутации (*Sarafoglouet al., 2017*).

Классический 21-гидроксилазный дефицит обычно наблюдается в младенчестве. Младенцы могут быть сильно заражены вирусом, что приводит к неоднозначным гениталиям. У некоторых пациентов могут возникать проблемы с солями и надпочечниками, которые являются важными причинами неонатальной смертности. Напротив, неклассический 21-гидроксилазный дефицит, как правило, наблюдается в период полового созревания или позднее во взрослой жизни. В этом состоянии мутировавшие ферменты в биосинтетических путях кортизола поддерживают 20-60% нормальной функции (рис. 5). Типичные пациенты имеют признаки гиперандрогения, но сохраняют продукцию кортизола и альдостерона, поэтому растрата соли и надпочечные кризы не являются обычными признаками этого состояния. У многих пациенток в раннем зрелом возрасте могут наблюдаться нарушения менструального цикла или гирсуитизм. Пострадавшие мужчины и женщины могут иметь преждевременное половое созревание с высоким ростом в лобке, преклонный костный возраст с ранним эпифизарным слиянием, бесплодие и тяжелые акне, что является огнеупорным для лечения (*Сарафоглует соавт., 2017*).

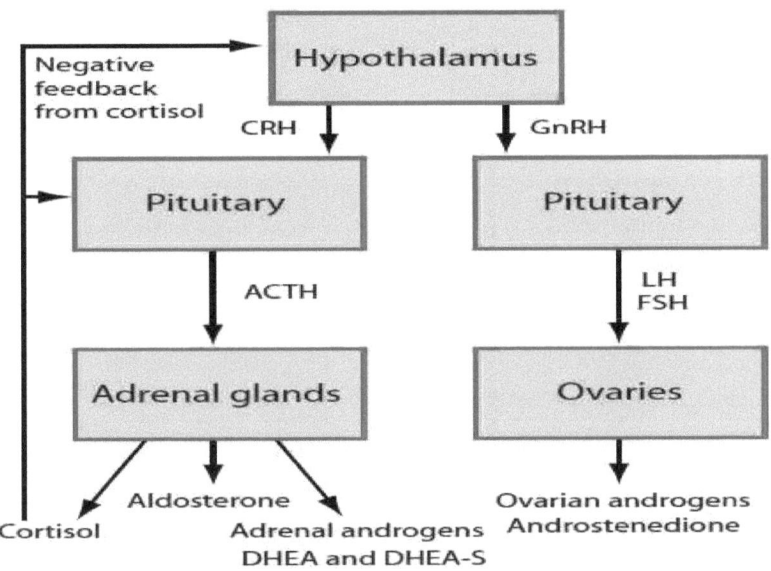

Рис. 5: Производство андрогенов у женщин. Секреция кортикотрофина, высвобождающего гормон (CRH), гипоталамусом стимулирует гипофиз к выделению адренокортикотрофного гормона (АКТГ). АСТН действует на коре надпочечников и таким образом контролирует темпы синтеза кортизола, альдостерона и андрогенов надпочечников. Кортизол оказывает отрицательное воздействие на собственное производство. Это важно при врожденной гиперплазии надпочечников (САН). Выделение гонадотрофина, высвобождающего гормон (ГнРГ) из гипоталамуса, стимулирует выделение лютеинизирующего гормона (ЛГ) и фолликулостимулирующего гормона (ФСГ) из гипофиза. Они воздействуют на

яичник и синтезируются андрогены яичников. Основным андрогеном яичников является андростендион (*Meeket al., 2013*).

4. синдром Кушинга

Хотя синдром Кушинга встречается редко, он является важной причиной избытка андрогенов, где гирсуитизм присутствует примерно у 80% пациентов. Синдром Кушинга, который приписывается повышенному уровню циркулирующего кортизола, может сопровождаться повышением центростремительного веса, избыточным количеством жировых отложений на лице, надключичными жировыми подушечками, полосами живота и признаками гиперандрогенности, такими как гирсутизм, прыщи и облысение по мужскому образцу. Кроме того, синдром Кушинга может быть вторичным по отношению к АКТГ секретирующей опухоли гипофиза (болезнь Кушинга), автономной секреции кортизола надпочечниками вследствие адренокортикальных новообразований или гиперплазии, экзогенного введения глюкокортикоидов или эктопической секреции АКТГ при неоплазии, включая мелкоклеточные карциномы легких и опухоли карциноидов (*Reyss & Dewailly, 2006*).

5. опухоли, секретирующие андроген

Опухоли, секретирующие андроген яичников или надпочечников, являются редкими причинами гиперандрогенности. У женщин с такими опухолями наблюдается тенденция к внезапному началу и быстрому прогрессированию гиперандрогенности и раннему развитию откровенной вирилизации (*Станчик, 2006*).

Наиболее распространенными вирилизующими опухолями яичников являются клеточные опухоли Sertoli Leydig, на которые приходится 0,5% всех новообразований яичников, характеризующихся поразительным повышением уровня сывороточного тестостерона, но нормального DHEA-S и 17-кетостероидов мочевыводящих путей. К другим вирилизующим опухолям яичников относятся опухоли гранулозы, волосатые клетки и опухоли Бреннера *(Azziz et al., 2004)*.

Андрогенно-секретирующие новообразования надпочечников встречаются реже, чем новообразования яичников, и, как правило, имеют признаки синдрома Кушинга и одновременной вирилизации. Аденомы надпочечников чаще производят кортизол и альдостерон, в то время как функциональные карциномы надпочечников производят андрогены и кортизол. Карциномы надпочечников, вызывающие вирилизацию, достигают пика заболеваемости в детском возрасте и в течение четвертого-пятого десятилетия жизни **(Meeket al., 2013)**.

Опухоль, секретирующая андроген, может быть диагностирована заметно повышенным уровнем сывороточного тестостерона, DHEA-S и 17-кетостероидного уровня в моче, который не подавляется дексаметазоном. Более того, значительно повышенный уровень сывороточного тестостерона может указывать либо на андрогенно-секретирующую опухоль надпочечников, либо на опухоль яичников. Компьютерная томография "КТ", магнитно-резонансная томография "МРТ" и ультразвуковое исследование "US" используются для разграничения этих клинических состояний *(Arowojolu и др., 2004)*.

6. введение экзогенных андрогенов

Введение анаболических андрогеновых стероидов (в виде таблеток, инъекций, имплантатов или трансдермальных пластырей), для повышения спортивной работоспособности, увеличения либидо у женщин или обеспечения косметического строительства тела, может привести к акне вульгарис, гирсутизму, себорейным кожным изменениям и полоскам. Кроме того, наркотики, которые могут вызвать гирсуитизм своим андрогенным эффектом, включают DHEAS, тестостерон и даназол *(Carmina, 2006).*

7. гестационный гиперандрогенизм

Несмотря на то, что общий уровень тестостерона во время беременности повышается, сывороточный SHBG также повышается, тем самым защищая как мать, так и плод от клинического гиперандрогения. В целом, гиперандрогенез во время беременности встречается редко, но если он и возникает, то, как правило, по причинам, связанным с беременностью. Это происходит потому, что субклинический или открытый гиперандрогенизм у не беременной женщины обычно приводит к ановуляции и бесплодию. Двумя наиболее распространенными причинами гестационного гиперандрогения являются лютеомы и лютеиновые кисты яичника *(Hakim et al., 2017).*

8. Гиперпролактинемия

Гиперпролактинемичные женщины могут присутствовать с признаками хронического гиперандрогения, такими как гирсутизм и акне, возможно, из-за повышенной секреции сульфата дегидроэпиандростерона из надпочечников. Кроме того, снижение уровня половых гормонов, связывающих глобулин, приводит к высокому уровню свободного тестостерона *(Маджумдар и Мангал, 2013).*

9. идиопатический гиперандрогенизм

Пациентка с гипер-андрогенной овуляцией, но с нормальными яичниками при ультразвуковом исследовании

идиопатический гирсутизм

Не имеет идентифицируемой причины, но может быть связан с нарушениями периферической андрогенной активности. Женщины с идиопатическим гирсутизмом имеют нормальный уровень андрогена и функцию яичников, включая нормальные менструальные циклы (***Сачдева, 2010***).

Оценка гиперандрогении

I) Клинический

История болезни и физикальные исследования необходимы для оценки избытка андрогенов. Подтвержденный диагноз может быть достигнут с помощью специальных лабораторных исследований.

a) История

Семейная история и культурное происхождение так важны.

- Девушка может не чувствовать себя горничной, так как не замечает разницы по сравнению с родственниками.
- Семейный анамнез САН (генетическое заболевание, вызывающее избыток андрогенов в раннем детстве) и сахарный диабет II типа (который может указывать на инсулинорезистентность).
- Возраст пациента в возрасте телярхе, адренаре и менархе.
- Подробная история менструального цикла: Олигоменорея, ановуляция, дисфункциональное маточное кровотечение часто связаны с избытком андрогенов.
- Репродуктивная история, включая выкидыши.
- История галактореи или симптомов дисфункции щитовидной железы.
- Подробная история наступления возраста и прогрессирования признаков избытка андрогенов.
- Гирсутизм, прыщи, облысение, избыток себума и себорея - все это может быть признаками избытка андрогенов.

- Быстрое наступление гирсутизма характерно для андрогенно-секретирующих опухолей, в то время как медленное наступление скорее является эндокринным расстройством надпочечников, яичников или волосистых отделов.
- Признаки вирилизации включают углубление голоса, временное облысение, клиторомегалию, изменение размера бюстгальтера.
- Использование андрогенных препаратов должно быть исключено.

(Azziz et al., 2004; Meeket al., 2013)

b) *медицинский осмотр*

Гиперандрогенизм связан со следующими клиническими особенностями:

- Антропометрическая оценка с учетом роста, веса, индекса массы тела "BMI" и соотношение талии к шипу (WHR).
- Распределение и степень ожирения.
- Разжижение кожи или синяки (как при синдроме Кушинга).
- Прыщи, особенно на лице, шее, спине и груди.
- Акантознигрики (бархатистая гиперпигментация кожи), связанные с инсулиновая резистентность.
- Углубленный голос.
- Мужское облысение.
- Потеря нормальной женской формы тела и развитие андрогенных мышц.
- Атрофия груди.
- Грудь следует обследовать на галакторею и щитовидную железу. тоже пальпируй.
- Клиторомегалия.
- Степень, характер и тяжесть гирсутизма.

(Guido et al., 2004; Meeket al., 2013)

c) *Гирсутизм*

Чрезмерный рост волос в чувствительных к андрогену зонах должен быть тщательно документирован с учетом расовых, семейных, генетических и этнических различий. Хотя гирсуитизм трудно поддается количественной оценке, тем не менее, весь организм нуждается в обследовании. Кроме того, особое внимание следует уделять подбородку, губам, бакенбардам, груди, грудине, средней линии между пупком и лобком и бедром *(Carmina, 2006)*.

Оценка гирсутизма, основанная на научной оценке степени нарушения роста волос, может быть выполнена с использованием скоринговой системы Ферриман-Галлуэй (F-G) (в девяти областях), которая была создана в 1961 году. Диаграмма оценки составляет от 0 (нулевой конечный волос) до 4 (широкое распространение конечного производства волос), с максимальным количеством баллов 36. Чаще всего F-G на счету 6 и выше указывает на гирсутизм. Таким образом, гирсуитизм можно диагностировать как легкий, умеренный или тяжелый на основании этой F-G-карточки и соответствующих лабораторных исследований *(Thielitz и др., 2006)*.

II): лабораторные исследования

Основной целью лабораторных исследований является выявление специфических андрогенов (например, свободного и общего тестостерона, DHEA и DHEAS), степени гиперандрогенезии и причин гиперандрогенезии *(Thielitz et al., 2006)*. Однако широко распространено мнение, что повышенный уровень сывороточного тестостерона является биохимическим доказательством гиперандрогена. Более того, многие практикующие специалисты считают, что сывороточный общий тестостерон <5,0 нмоль/л делает маловероятной серьезную патологию у самки. Считается, что легкий гиперандрогенизм с уровнем сывороточного тотального тестостерона около 2-5 нмоль/л соответствует ПСОС, в то время как отмеченные высоты (>5 нмоль/л) должны побуждать к исследованию других причин, таких как опухоль, секретирующая андроген *(Rosneret al., 2007; Goodarzi et al., 2011)*.

Маркеры производства андрогенов

- Надпочечные железы: (80%) ДГЕАС вырабатывается надпочечниками.
- Яичники: ~ 2/3 циркулирующего тестостерона выделяется из яичников.
- Периферийное производство: 3 α-андростандиол глюкуронид указывает на уровень конверсии тестостерона и андростендиона в DHT.
- Пролактин должен быть протестирован во время первичной оценки.

(Liznevaet al., 2016; Mohamed, 2017)

III) Изучение изображений

- **Ultra Sound (US)**

Хотя США позволяют точно оценить яичники и диагностировать гипертекоз яичников, тем не менее, около 20% здоровых пациентов могут иметь американские доказательства ПСО, а пациенты с ПСО могут иметь нормально выглядящие яичники. Тем не менее, у пациентов с ПГО имеется 12 и более фолликулов; с диаметром 2-9 мм и/или увеличенным объемом яичников (>10 см3). Наличие ПСО в 1 яичнике вполне достаточно для постановки диагноза *(Конвайет соавт., 2014)*.

- **Цветовой поток**

Допплер помогает обнаружить и локализовать опухоль *(Witkowski & Parish, 2004)*.

- **компьютерная томография**

КТ помогает диагностировать опухоли надпочечников, секретирующие андроген, но редко помогает при опухолях яичников *(Blake et al., 2008)*.

- **МРТ**

Магнитно-резонансная томография может выявить некоторые опухоли яичников, но она более полезна при поражениях надпочечников. Однако сначала следует сделать УЗИ и КТ, так как они дешевле *(Blake et al., 2008)*.

Глава 3

Ожирение и гиперандрогенемия у перипубертальных девочек

Сообщалось, что различные механизмы могут вызывать гиперандрогенезию. Гиперинсулинемия усиливает действие гипофиза LH на клетки течения яичников (которые, в свою очередь, увеличивают выработку тестостерона), тем самым нарушая и подавляя ежемесячное развитие фолликулов яичников. Такие эффекты приводят как к гиперандрогенеземии, так и к ановуляции, характерной для ПКС. Кроме того, инсулин снижает SHBG (вырабатываемый печенью), что увеличивает уровень свободного эстрогена и циркулирующую несвязанную часть тестостерона, тем самым повышая эффективность андрогении *(Wang et al., 2002; McCartney et al., 2007; Ahmed et al., 2009; Burt*et al.*,2010; De Leonibus*et al.*, 2012; Lee et al., 2016)*.

В яичнике есть рецепторы инсулина и (ИФР-1). С развитием ИКР в других органах сохраняется чувствительность яичника к инсулину. В яичнике инсулин усиливает эффект ЛГ и стимулирует секрецию гипофиза ЛГ .Высокий уровень ЛГ приводит к стимуляции синтеза андрогенов в яичнике *(Ranke & Mullis, 2011)*.

Хотя этиология гиперандрогенезии у некоторых девочек, страдающих ожирением, неясна (рис. 6), но ИК с компенсаторной гиперинсулинемией может играть ключевую роль. Однако синдромы тяжелой ИК могут быть связаны с выраженной гиперандрогенезией яичников. Кроме того, гиперинсулинемия может способствовать как чрезмерной выработке андрогенов надпочечников, так и чрезмерной биодоступности ИФР-1 за счет снижения выработки как связывающих ИФР белков, так и ИФР-1; таким образом, стимулируя продукцию как андрогенов надпочечников, так и андрогенов яичников (*Кленов et al., 2014*).

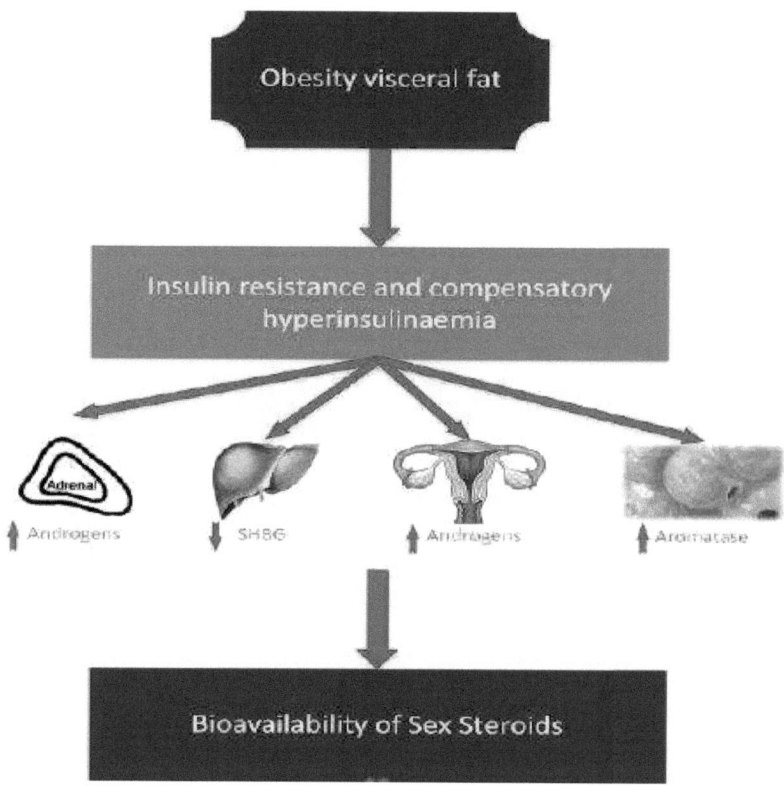

Рис. (6): Различные механизмы, которые могут вызывать гиперандрогенезию

(*Ахмед и др., 2009*)

По сравнению с препубертатным периодом половое созревание характеризуется относительной инсулинорезистентностью "ИК", обусловленной действием гормона роста. Такое изменение инсулиновой чувствительности более проблематично для страдающих ожирением детей, которые вступают в половую зрелость, так как у них увеличивается "ИК" и гиперандрогенемия. Более того, гиперандрогенемия в начале полового созревания увеличивает висцеральную адипоозию, тем самым усиливая "ИК", ПХОС или РС *(Rosenfield, 2001; Valderhaug и др., 2015)*.

Был также сделан вывод о том, что гиперинсулинемия может вызывать избыток ЛГ, т.е. инсулин может действовать через инсулиновые рецепторы, стимулируя прямое высвобождение гипофиза ЛГ и усиливая высвобождение ЛГ в ответ на ГнРГ *(Burt et al.,2010; Shin & Mi, 2012; Vlachopadopoulou, 2015)*.

У девочек периферическое ожирение, похоже, связано с гиперандрогенезией. *Бланк и др., (2009)* выдвинули гипотезу о том, что андрогены играют важную роль в начале центрального полового созревания, при увеличении уровня андрогенов (возможно, от надпочечников), что, в свою очередь, снижает чувствительность генератора импульсов ГнРГ к подавлению отрицательной обратной связи половыми стероидами (например, при использовании андрогенов для подавления обратной связи), Поэтому, если это верно, то высокий уровень андрогенов, связанный с ожирением у девочек до наступления половой зрелости, может способствовать увеличению секреции ГнРГ пульсатила и, таким образом, привести к более раннему наступлению половой зрелости *(De Leonibuset al., 2012).* Хотя в двух исследованиях было высказано предположение, что секреция ГРН притупляется у девочек, страдающих ожирением до и в начале полового созревания. Однако не у всех девочек, страдающих ожирением, наблюдается гиперандрогенемия, т.е. у девочек, страдающих ожирением в раннем периоде полового созревания, в двух вышеупомянутых исследованиях уровень андрогена был нормальным (*Knudsen et al., 2010*).

Однако у молодых девушек с гиперандрогенезией может наблюдаться раннее наступление половой зрелости, связанное с андрогенной стимуляцией секреции ГнРГ. В подтверждение этого факта у детей с плохо контролируемой врожденной гиперплазией надпочечников сначала развиваются вторичные половые характеристики (вследствие преобразования андрогенов надпочечников в тестостерон или ароматизации в эстрогены), а затем - центральное начало преждевременного полового созревания (*Dunger et al., 2005*; *Jasik & Lustig 2008*; *Shin & Mi, 2012*).

В ряде исследований сообщалось, что пубертатное ожирение связано с выраженной гиперандрогенезией, при которой тучные девочки с гиперандрогенезией более склонны к гиперинсулинемии/ИР, ДМ-II, липидным аномалиям и гипертензии (*Wabitsch и др., 1995; Silfen и др., 2003; Reinehr и др., 2005; Coviello и др., 2006; Burt et. al., 2010; Valderhaug и др., 2015*).

Бернштейн (Bernstein, (**2002**) and *Heather et al.,* (**2007**) сообщили о связи между ожирением и циркулирующими уровнями половых гормонов, например, о положительной связи между ожирением и уровнями андрогенов (*Potischman et al., 1996; Verkasalo et al., 2001; Baillargeonet al., 2003; Key et al., 2003; Lamar et al., 2003; Blank et al., 2009; De Leonibus et al., 2012; Lee et al., 2016*).

Более того, *Канг и др., (2016)* обнаружили, что у девочек с ожирением уровень свободного тестостерона был выше, чем у девочек с избыточным весом, а у девочек с нормальным весом уровень свободного тестостерона был примерно в 2 раза выше, чем у девочек с нормальным весом. Кроме того, *Маккартни и др. (2006 и 2007)* продемонстрировали значительный/отмечаемый уровень гиперандрогена в течение всего периода полового созревания и пришли к выводу, что на ранних стадиях полового созревания (Таннер *1-3*) у девочек с ожирением уровень общего и свободного тестостерона в сыворотке крови был значительно выше, а уровень циркулирующего ЛГ был ниже по сравнению с контрольными девочками с нормальным весом. Кроме того, средний общий уровень Т у девочек с ожирением (*Таннер* 2 и 3) был в 1,6 и 3,3 раза выше, чем у контрольных девочек с нормальным весом. Аналогичным образом, при сравнении общего уровня тестостерона со своими сверстницами с нормальным весом у девочек, страдающих ожирением до и после полового созревания, общий уровень тестостерона был в 4 и 1,75 раза выше, соответственно (*Bordini et al., 2009*). Эти аномалии улучшились с потерей веса (*Baillargeon*et **al.***, 2003; Reinehr et al., 2005; Coviello et al., 2006; McCartney et al., 2006; De Leonibus et al., 2012*). Кроме того, *Dunger et al. (2005), Jasik & Lustig (2008) и Lee et al., (2016)* обнаружили, что у девочек, страдающих ожирением, общий уровень тестостерона повысился, а половые гормоны, связывающие печень, снизились (SHBG).

Corbould, (*2008*) сообщает, что у девочек, страдающих ожирением, в течение всего периода полового созревания наблюдалась значительная гиперандрогенемия со значительным повышением концентрации как общего, так и свободного тестостерона и постного инсулина у девочек, страдающих ожирением в предпубертальный и пубертатный периоды, по сравнению с девочками с нормальным весом.

Несколько исследований подтвердили положительную связь между гиперандрогенезией (уровень свободного тестостерона) и уровнем инсулина натощак, гиперинсулинемией и высокими значениями HOMA-IR у девочек, страдающих ожирением (*McCartney et al., 2006 & 2007; Cali & Caprio, 2008*), независимо от полового созревания (Kang **et** *al., 2016*).

Несколько исследований подтвердили положительную ассоциацию между уровнем НА (свободный уровень тестостерона) и уровнем инсулина натощак, гиперинсулинемией и высокими значениями HOMA-IR у девочек с ожирением (*Cali & Caprio, 2008; De Leonibuset al., 2012),* независимо от полового созревания (Kang *et al., 2016).* Другие исследования пришли к выводу, что у девочек, страдающих ожирением на периферии, уровни инсулина натощак предсказывают уровни свободного тестостерона, независимо от индекса массы тела (индекс массы тела z), возраста, опухолевой стадии, ЛГ и ИФР-1 (*Knudsen*et al.,*2010; Wei et al., 2009).*

Ссылки

- **Абдулрахман Салех аль-Мульхим, Хессах Абдулазиз аль-Хуссейни, Башаир Абдулла аль-Джалаль, Рехаб Омар аль-Муагал и Сара Абдулла ан-Наджар. (2014):** Ожирение и хирургия, Международный журнал хронических болезней, статья ID 652341, 9 страниц.

- **Ахмед М.Л., Онг К.К., Д.Б. Дангер. (2009):** Детское ожирение и время полового созревания. Тенденции метаболизма эндокринола; 20(5):237-242.

- **Arowojolu AO, Gallo MF, Grimes DA, Garner SE. (2004):** Комбинированные оральные противозачаточные таблетки для лечения угревой сыпи. Cochrane Database Syst Rev.; (3): CD004425.

- **Appoйo A, Лафлин ГА, Моралес Эй Джей, Йен СС. (1997):** Ненадлежащая секреция гонадотропина при поликистозном синдроме яичников: влияние ожирения. J Clin Endocrinol Metab.; 82(11):3728-33.

- **Аззиз Р, Санчес Лос-Анджелес, Ноченхауэр Эс. (2004):** Избыток андрогенов у женщин: опыт с более чем 1000 последовательных пациентов. J Clin Эндокринол метаб.; 89(2): 453 62.

- **Байарджон Джей-Пи, Юорно Эм-Джей, Нестлер Джей-Е. (2003):** Инсулиновые сенсибилизаторы при поликистозном синдроме яичников. Клиническое акушерство и гинекология; 46(2):325-340.

- **Бернштейн Л. (2002):** Эпидемиология эндокринных факторов риска заболевания раком молочной железы. J Mammary Gland Biol Neoplasia.; 7(1):3-15.

- **Блейк М.А., Холалкер Н.С., Боланд Г.В.. (2008):** Методы визуализации для определения характеристик поражения надпочечников. КлиникаРадиолСеверная Ам.; 46(1):65-78.

▪ **Blank SK, McCartney CR, Chhabra S, Helm KD, Eagleson CA, Chang RJ, Marshall JC.** (**2009**): Модуляция чувствительности генератора импульсов GnRH к ингибированию прогестерона у гиперандрогенных девочек-подростков - Последствия для регуляции созревания пубертата. Журнал клинической эндокринологии и обмена веществ; 94 (7):2360-2366.

▪ **Бордини Б, Литтлджон И, Розенфилд РЛ.** (**2009**): Притупление лютеинизирующего гормона, связанного со сном, у здоровых девушек с предменархеальным половым созреванием с повышенным индексом массы тела. Журнал клинической эндокринологии и метаболизма; 94(4):1168-1175.

▪ **Бургер HG.** (**2002**): Производство андрогенов у женщин. Удобрения Стерил.; 77 Снабжение 4:S3-5.

▪ **Burt Solorzano CM, McCartney CR, Blank SK, Knudsen KL, Marshall JC.** (**2010**): Гиперандрогенезия у девочек-подростков: происхождение аномальной секреции гонадотропина, высвобождающего гормоны. БЖОГ; 117:143-9.

▪ **Кахоро Си, Клетт Ди, Комбарнус И.** (**2015**): Структурно-функциональные связи гликопротеиновых гормонов и их предков-субъединиц. Фронтовой эндокринол (Лозанна).; 26;6:26.

▪ **Кали АМ и КариоС.** (**2008**): Ожирение у детей и подростков. JClinEndocrinolMetab.; 93(11 Suppl 1):S31-6.

▪ **Кармина Е.** (**2006**): Фенотипы легких андрогенов. Лучший экстракт резиновой клиники Эндокринол Метаба; 20(2):207-20.

▪ **Ченг Эрджей.** (**2009**): Ожирение и появление секреции гонадотропина, просыпающегося во сне, у девочек в период раннего полового созревания. J Clin Endocrinol Metab.; 94(4):1094-6.

▪**Кристенсон Л. К., Гюнвардена С., Хонг Х., Спичак М., Бауфельд А., Ванселоу Дж. (2013):** Исследовательский ресурс: влияние преовулятивного всплеска ЛГ на фолликулярную теку и транскриптомы грануллы. Эндокринол мол; 27(7):1153-71.

▪**Кристин М и Берт Солорцано. (2010):** Ожирение и пубертатный переход у девочек и мальчиков. Репродукция; 140(3); 399-410.

▪**Коллинз JS, Беллер JP, Берт Солорцано С, Патри JT, Чанг RJ, Маршалл JC, Маккартни CR. (2014):** Притупленные дневно-ночные изменения частоты импульсов лютеинизирующего гормона у девочек с ожирением: потенциальная роль гиперандрогении. J Clin Endocrinol Metab.; 99(8):2887-2896.

▪**Конвей G, Дювалли D, Диаманти-Кандаракис E, Эскобар-Морреаль HF, Фрэнкс S, Гамбинери A, Келестмур F, Макут D, Мичик D, Паскуали R, Пфайфер M, Пиньятелли D, Пугеат M, Йылдыз BO. (2014):** ESE PCOS Special Interest Group. Синдром поликистозного яичника: программное заявление Европейского общества эндокринологии. Эндокринол; 171(4):P1-29.

▪**Корбоулд А. (2008):** Влияние андрогенов на действие инсулина у женщин: является ли избыток андрогенов компонентом женского метаболического синдрома? Diabetes Metabes Res Rev.; 24(7):520-32.

▪**Ковелло АД, Легро РС, Дунайф А. (2006):** У девочек-подростков с синдромом поликистозного яичника повышается риск метаболического синдрома, связанного с повышением уровня андрогенов, независимо от ожирения и инсулинорезистентности. J Clin Endocrinol Metab.; 91(2):492-7.

▪**De Leonibus C, Marcovecchio ML, Chiarelli F. (2012):** Обновленная информация о сттутуральном росте и развитии полового созревания у детей, страдающих ожирением. Педиатр; 4(4):e35.

▪Де Пергола Г, Мальдера С, Тартагни М, Панначчулли Н, Ловерро Г, Джорджино Р. (2006): Ингибирующий эффект ожирения на уровень гонадотропина, эстрадиола и ингибитора В у фертильных женщин. Ожирение; 14(11): 1954-60.

▪Дивалл SA, Williams TR, Carver SE, Koch L, Bruning JC, Kahn CR, Wondisford F, Radovick S, Wolfe A. (2010): Различные роли факторов роста в регуляции GnRH полового созревания у мышей. J Clin Invest; 120:2900-9.

▪Dunger DB, Ahmed ML, Ong KK. (2005): Влияние ожирения на рост и половое созревание. Метаб. лучших экстрактарных резиновых клин эндокринола; 19(3):375-390.

▪Escobar-Morreale HF, Carmina E, Dewailly D, Gambineri A, Kelestimur F, Moghetti P, Pugeat M, Qiao J, Wijeyaratne CN, Witchel SF, Norman RJ. (2012): Эпидемиология, диагностика и лечение гирсутизма: консенсусное заявление общества "Синдром избытка андрогенов и поликистоз яичников". Hum Reprod Обновление; 18(2):146-70.

▪Флор-Сиснерос А, Лешек ЕВ, Мерке ДП, Барнс КМ, Коко М, Катлер ГБ-младший, Барон Младший (2004): У мальчиков с аномальным темпом развития, созревание скелета и гипоталамо-гипофизарно-гонадальной оси остается синхронным. J Clin Endocrinol Metab.; 89:236-41.

▪Гетч А.Л., Кимельман Д., Вудрафф Т.К. (2017): Синдром поликистозного яичника. Ш 14. В: Сохранение и восстановление фертильности у пациентов со сложными заболеваниями. Международное издание "Спрингер", 2017. ПП. 231-248.

▪ **Гударзи МО, Думесик ДА, Чазенбалк Г., Азиз Р. (2011).** Синдром поликистозного яичника: этиология, патогенез и диагностика. Нат рев Эндокринол; 7(4):219-31.

▪ **Гудман-Грюн Ди и Баррет-Коннор Е. (2000):** Половые различия в ассоциации уровня эндогенных половых гормонов и статуса толерантности к глюкозе у пожилых мужчин и женщин. Уход за больными диабетом; 23: 912-918.

▪ **Гордан М.И., Говер Б.А., Надь Т.Р. (2005):** Изменения в развитии, связанные с расходованием энергии и физической активностью у детей; данные о снижении физической активности у девочек до достижения ими половой зрелости. Педиатрия; 101 (5): 887-891.

▪ **Гренман С., Роннемаа Т., Ирджала К., Кайхола Х. Л., Гронрос М. (1986):** Уровень половых стероидов, гонадотропина, кортизола и пролактина у здоровых женщин с массовым ожирением: корреляция с размером брюшных жировых клеток и эффектом снижения веса. J Clin Endocrinol Metab.; 63:1257-1261.

▪ **Гвидо М, Ромуальди Ди, Джулиани М. (2004):** Дроспиренон для лечения женщин с синдромом поликистозного яичника: клиническое, эндокринологическое, метаболическое пилотное исследование. J Clin Endocrinol Metab.; 89(6):2817-23.

▪ **Хаким Си, Падманабхан V, Вяс АК. (2017):** Гестационный гиперандрогенизм в развивающем программировании. Эндокринология; 158(2):199-212.

▪ **Хизер Джей Би, Грэм Эй Си, Уолтер Кью, Джоан Форд. (2007):** Адипоситизм и сексуальные гормоны в девушках. Биомаркеры рака Эпидемиол Прев.; 16(9):1880-8.

▪**Хехт Бальдауфф Н и Арсланян С.** (**2015**): Оптимальное лечение синдрома поликистозного яичника в подростковом возрасте. Арч Дис Ребенок; 100(11):1076-83.

▪**Ибанез Л, Онг КК, Лопес-Бермехо А, Dunger DB, де Зегер Ф.** (**2014**): избыток гиперинсулинемического андрогена у девочек-подростков. Нэт Рев Эндокринол; 10(8):499-508.

▪**Jasik CB. и Lustig RH.** (**2008**): Подростковое ожирение и половое созревание: "идеальный шторм". Летописи Нью-Йоркской академии наук;1135:265-279.

▪**Канг Эм-Джей, Янг С, Хван ИТ.** (**2016**): Влияние ожирения на гиперандрогенемия у корейских девушек. Энн Педиатр Эндокринол Метаб.; 21(4):219-225.

▪**Kaplowitz PB.** (**2008**): Связь между жиром тела и временем полового созревания. Педиатрия; 121 Suppl 3:S208-17.

▪**Key TJ, Appleby PN, Reeves GK, Roddam A, Dorgan JF, Longcope C, Stanczyk FZ, Stephenson HE Jr, Falk RT, Miller R, Schatzkin A, Allen DS, Fentiman IS, Key TJ, Wang DY, Dowsett M, Thomas HV, Hankinson SE, Toniolo P, Akhmedkhanov A, Koenig K, Shore RE, Zeleniuch-Jacquotte A, Berrino F, Muti P, Micheli A, Krogh V, Sieri S, Pala V, Venturelli E, Secreto G, Barrett-Connor E, Laughlin GA, Kabuto M, Akiba S, Stevens RG, Neriishi K, Land CE, Cauley JA, Kuller LH, Cummings SR, Helzlsouer KJ, Alberg AJ, Bush TL, Comstock GW, Gordon GB, Miller SR, Longcope C.** (**2003**): Эндогенные гормоны Совместная группа по раку груди. Индекс массы тела, сывороточные половые гормоны и риск заболевания раком молочной железы у постменопаузальных женщин. J Natl Cancer Inst.; 95(16):1218-26.

▪ **Кленов В.Е. и Юнгхейм Э.С. (2014):** Ожирение и репродуктивная функция: обзор фактических данных. Курр Опин Обстет Гинекол.; 26(6):455-60.

▪ **Knudsen KL, Blank SK, Burt Solorzano C, Patrie JT, Chang RJ, Caprio C, Marshall JC, McCartney CR. (2010):** гиперандрогенемия у девочек, страдающих ожирением на периферических половых органах: корреляты и потенциальные этиологические детерминанты. Ожирение; 18(11):2118-24.

▪ **Kumar P и Sait SF. (2011):** Лютеинизирующий гормон и его дилемма в индукции овуляции. J Hum Reprod Sci.; 4(1):2-7.

▪ **Кирицы ЭМ, Дмитриадис ГК, Кюру И, Калтсас Г, Рандева HS. (2017):** PCOS остается диагнозом исключения: краткий обзор ключевых эндокринопатий для исключения. Клинический эндокринол (Оксф.); 86(1):1-6.

▪ **Ламар Калифорния, Дорган Дж.Ф., Лонгкоп С, Станчик ФЗ, Фалк РТ, Стивенсон Х.Э. Младший. (2003):** Сывороточные половые гормоны и факторы риска рака молочной железы у постменопаузальных женщин. Раковые пидемиолы биомаркеры Прев.; 12(4):380-3.

▪ **Леббе М и Вудрафф Ти Кей. (2013):** Вовлечение андрогенов в здоровье и болезнь яичников. Mol Hum Reprod.; 19(12):828-37.

▪ **Ли ХС, Юн Ис, Хван Ис. (2016):** Лютеинизирующее гормональное секретирование во время тестов на стимуляцию гонадотропином у тучных девочек с центральной драгоценной половой зрелостью. J Clin Res Педиатр эндокринол; 8(4):392-398.

▪ **Li H, Pham T, McWhinney BC, Ungerer JP, Pretorius CJ, Richard DJ, Mortimer RH, d'Emden MC, Richard K. (2016):** Глобулин, связывающий половой гормон, изменяет действие и метаболизм тестостерона в клетках рака предстательной железы. В J Эндокринол; 2016: 6437585.

▪ **Лизнева Д, Гаврилова-Йордан Л, Уолкер В, Азиз Р. (2016):** Избыток андрогенов: Расследование и управление. Общий гинеколог клиники Best Pract Res; 37:98-118.

▪ **Маджумдар А и Мангал НС. (2013):** Гиперпролактинемия. J Hum Reprod Sci.; 6(3):168-75.

▪ **Маршалл Джей Си. (2006):** Ожирение у девочек-подростков: является ли избыток андрогена действительно плохим актером? J Clin Endocrinol Metab.; 91(2):393-5.

▪ **McCartney CR, Blank SK, Prendergast KA, Chhabra S, Eagleson CA, Helm KD, Yoo R, Chang RJ, Foster CM, Caprio S, Marshall JC. (2007):** Ожирение и половые стероидные изменения в период полового созревания: свидетельства выраженной гиперандрогении у девочек, страдающих ожирением до и в начале полового созревания. J Clin Endocrinol Metab.; 92(2):430-6.

▪ **McCartney CR, Prendergast KA, Blank SK, Helm KD, Chhabra S, Marshall JC. (2009):** Созревание секреции лютеинизирующего гормона (гонадотропин-релизующего гормона) в период полового созревания: доказательство измененной регуляции у девочек с ожирением, страдающих периферической пузырёклой формой тела. Журнал клинической эндокринологии и метаболизма; 94(1):56-66.

▪ **McCartney CR, Prendergast KA, Chhabra S, Eagleson CA, Yoo R, Chang RJ, Foster CM, Marshall JC. (2006):** Ассоциация по борьбе с ожирением и гиперандрогенезией во время пубертатного перехода у девочек: Ожирение как потенциальный фактор в генезисе постпубертального гиперандрогенеза. Журнал клинической эндокринологии и метаболизма; 91(5):1714-1722.

▪ **Meek CL, Bravis V, Don A, Kaplan F.** (**2013**): Синдром поликистозного яичника и дифференциальная диагностика гиперандрогенности. Акушер-гинеколог; 15:171-6.

▪ **Миллер УЛ и Аухус Эрджей.** (**2011**): Молекулярная биология, биохимия и физиология стероидогенеза человека и его нарушений. Эндокринная книга; 32(1):81-151.

▪ **Мохамед Яхья Абдель-Рахман.** (**2017**): Androgen Excess. http://misc.medscape.com/ pi/iphone/medscapeapp/html/A273153-business.html.

▪ **Moon HS, Dalamaga M, Kim SY, Polyzos SA, Hamnvik OP, Magkos F, Paruthi J, Mantzoros CS.** (**2013**): Роль Лептина в липодистрофических и нелиподистрофических инсулинорезистентных и диабетических индивидах. Эндокринная книга; 34(3):377-412.

▪ **Маллен, Майкл и Джей Кук, Дара и Кроу, Марк.** (**2013**): Структурные и функциональные роли ФСГ и ЛГ как гликопротеинов, регулирующих воспроизводство у млекопитающих. В: Хорхе Визкарра (ред.). Глава 8. Гонадотропин. Первое издание. TechOpen. 2013. 155-180.

▪ **Паломба С, Даолио Х, Ла Сала ГБ.** (**2017**): Компетенция ооцитов у женщин с синдромом поликистозного яичника. Тенденции метаболизма эндокринола; 28(3):186-198.

▪ **Завод ТМ.** (**2015**): Нейроэндокринный контроль наступления полового созревания. Фронт Нейроэндокринол; 38:73-88.

▪ **Потишман Н, Суонсон Калифорния, Сийтери П, Гувер РН. (1996):** Реверсирование связи между массой тела и эндогенными концентрациями эстрогенов с менопаузальным статусом. J Натл Рак Инст.; 88: 756 - 8.

▪ **Квинклер М, Синха Б, Томлинсон JW, Буяльска IJ, Стюарт ПМ, Арльт В. (2004):** Генерация андрогенов в жировой ткани у женщин с простым ожирением - специфическая роль для 17бета-гидроксистероидной дегидрогеназы типа 5. J Эндокринол; 183:331-42.

▪ **Ramaswamy S & Weinbauer G. F. (2014):** Эндокринный контроль сперматогенеза: Роль ФСГ и ЛГ/тестостерона. Сперматогенез; 4(2), e996025.

▪ **Ранке М.Б. и Маллис П.-Е. (Эдс.) (2011):** Диагностика эндокринной функции у детей и подростков. [4-е], пересмотренное и расширенное издание. Базель, Каргер, 2011, стр. 483-498.

▪ **Райнер Т., де Соуза Г., Рот КЛ., Андлер В. (2005):** Андрогены до и после потери веса у детей с ожирением. J Clin Endocrinol Metab.; 90(10):5588-95.

▪ **Рейсс Эй Си, Дьюэйли Д. (2006): Синдром Кушинга, Акромегалия и Избыток андрогенов. В: Аззиз Р., Дювалли Д.** Современная эндокринология: Избыточное расстройство андрогена у женщин: Синдром поликистозного яичника и другие заболевания. 2-е изд. Тотоова, NJ: Humana Press Inc. 2006. стр. 85-90. 21 Кордера Ф, Грант С, Ван Херден Джей, Томпсон Джи, Юный В. Андрогенсекретирующие опухоли надпочечников. Хирургия 2003;134:874-80.

▪ **Розенфилд РЛ и Бордини Б. (2010):** Свидетельства того, что ожирение и андрогены оказывают независимое и противоположное воздействие на выработку гонадотропина от полового созревания до зрелости. Мозг Рес.; 1364:186-97.

▪**Розенфилд РЛ. (2001):** Синдром поликистозного яичника и инсулинорезистентная гиперинсулинемия. J Am Acad Dermatol; 45(3Pt2): S095-104.

▪**Роснер В., Auchus RJ, Азиз Р., Sluss PM, Рафф Х. (2007):** Заявление о должности: Утилита, ограничения и подводные камни в измерении тестостерона: заявление о позиции общества эндокринной. J Clin Эндокринол метаб.; 92 (2): 405-13.

▪**Сачдева С. (2010):** Гирсутизм: оценка и лечение. Индийский Дерматол Джей; 55(1):3-7.

▪**Сарафоглу К, Форленца ГП, Йо Аддо О, Килло Й, Лтейф А, Хиндмарш ПК, Петрик А, Гонсалес-Боланос МТ, Миллер БС, Томас В. (2017):** Ожирение у детей с врожденной гиперплазией надпочечников в когорте Миннесоты: важность настройки индекса массы тела в зависимости от роста. Клинический эндокринол (Оксф); 86(5):708-716.

▪**Шерман БМ и Коренман Эс-Джи. (1974):** Измерение сыворотки ЛГ, ФСГ, эстрадиола и прогестерона при нарушениях менструального цикла человека: недостаточная лютеиновая фаза. J Clin Endocrinol Metab.; 39(1):145-9.

▪**Син Хе Ким и Пак Ми Чжон. (2012):** Детское ожирение и пубертатное развитие. Детская гастроэнтерология, гепатология и питание "PGHN", 15(3):151-159. Обзорная статья.

▪**Сильфен М.Е., Денбург М.Р., Манибо АМ, Лобо Р.А., Яффе Р., Ферин М., Левин Л.С., Оберфилд СЭ. (2003):** Ранние эндокринные, метаболические и сонографические характеристики поликистозного яичникового синдрома (ПСОС): сравнение между нежирными и тучными подростками. J Clin Endocrinol Metab., 88:4682- 4688.

▪ **Синха-Хиким И, Тейлор МЫ, Гонсалес-Кадавид НФ, Чжэн В., Бхасин С.** **(2004):** Рецептор андрогена в скелетной мышце человека и в культивированных мышечных сателлитных клетках: дорегулирование андрогенным лечением. J Clin Endocrinol Metab.; 89(10):5245-55.

▪ **Сирманы SM и Pate KA. (2013):** Эпидемиология, диагностика и лечение синдрома поликистозного яичника. Клиника Эпидемиол.; 18; 6:1-13.

▪ **Станчик ФЗ. (2006):** Диагностика гиперандрогенности: биохимические критерии. Метабрика эндокринола клиники "Лучший экстракт резины"; 20(2):177-91.

▪ **Стауффс К, Турней Х, Либерс I, Лиссенс В. (2009):** Мужское бесплодие и участие Х-хромосомы. Hum Reprod Update; 15(6):623-37.

▪ **Шкудлински М и Брюс DW. (2016):** "Гликопротеиновые гормоны длительного действия суперагонисты". Патент США № 9 249 205. 2 февраля 2016.

▪ **Taylor AE, McCourt B, Martin KA, Anderson EJ, Adams JM, Schoenfeld D, Hall JE. (1997):** Детерминанты аномальной секреции гонадотропина у клинически определенных женщин с синдромом поликистозного яичника. J Clin Endocrinol Metab.; 82(7):2248-56.

▪ **Тхакур и Махендра Кумар. (2015):** "Молекулярный механизм действия андрогенов". В Сио Кумар Сингх (ред.): Эндокринология млекопитающих и мужская репродуктивная биология. Бока Ратон Лондон и Нью-Йорк: CRC Press, Taylor & Francis Group.

▪ **Тиелиц А, Краутхайм А, Голлник Х. (2006):** Обновление в ретиноидной терапии акне. Дерматол Тер.; 19(5):272-9.

▪ **Turcu A, Smith JM, Auchus R, Rainey WE.** (**2014**): Адреналные андрогены и предшественники андрогенов - определение, синтез, регуляция и физиологические действия. Физиологический состав; 4(4):1369-81.

▪ **Вальдерхауг ТГ, Hertel JK, Nordstrand N, Dale PO, Hofsø D, Hjelmesæth J.** (**2015**): Связь между гиперандрогенезией и метаболическим синдромом у болезненно страдающих ожирением женщин. Синдром метаболизма диабета; 21; 7:46.

▪ **Вальдес-Сосин Н, Рубио Альманса М, Томе Фернандес-Ладреда М, Дебрей ФГ, Бурс V, Беккерс А.** (**2014**): Репродукция, запах и нарушения нейроразвития: генетические дефекты при различных гипогонадотропных гипогонадальных синдромах. Фронтовой эндокринол; 5:109.

▪ **Verkasalo PK, Thomas HV, Appleby PN, Davey GK, Key TJ.** (**2001**): Циркулирующие уровни половых гормонов и их связь с факторами риска заболевания раком молочной железы: перекрестное исследование у 1092 женщин до и после менопаузы (Великобритания). Борьба с причинами рака; 12:47-59.

▪ **Vilmann LS, Thisted E, Baker JL, Holm JC.** (**2012**): Развитие ожирения и поликистозного синдрома яичников у подростков. Горм Res Paediatr.; 78:269-78.

▪ **Влахопападопулу Е.** (**2015**): Детское ожирение: Последствия в пубертатном процессе. М.Л. Фрелут (ред.): Электронная книга ЭКОГ по детскому и юношескому ожирению. Получено по адресу http://ebook.ecog-obesity.eu/.

▪ **Вабич М, Хаунер Х, Хайнце Е, Бокманн А, Бенц Р, Майер Х, Теллер В.** (**1995**): Распределение телесного жира и концентрация стероидных гормонов у девочек-подростков, страдающих ожирением, до и после снижения веса. J Clin Endocrinol Metab.; 80(12): 3469-75.

- **Ван И, Монтейро С, Попкин БМ.** (**2002**): Тенденции ожирения и недостаточного веса у детей и подростков старшего возраста в США, Бразилии, Китае и России. Am J Clin Nutr.; 75(6): 971-77.

- **Вэй С., доктор медицины Шмидт, Дуайер Т., Норман Эрджей, Венн Эйджей.** (**2009**): Ожирение и нарушения менструального цикла: ассоциации с SHBG, тестостероном и инсулином. Ожирение (Силвер Спринг); 17(5):1070-6.

- **ВОЗ. (2015)**: Ожирение и избыточный вес Фактологический бюллетень № 311". ВОЗ. январь 2015 года. Изъято в октябре 2017 года. http://www.who.int/mediacentre/ factsheets/fs311/en/ru.

- **Витковский JA, Parish LC. (2004)**: Оценка угревой сыпи: оценка градации и подсчета поражений при измерении угревой сыпи. Клин Дерматол.; 22(5):394-7.

- **Сян В, Чжан Б, Лв Ф, Фэн Г, Чэнь Л, Ян Ф, Чжан К, Цао С, Ван П, Чу М.** (**2017**): Выявлены с помощью биоинформатических анализов потенциальные механизмы регуляции гонадотропин-релизующего гормона в транскрипциях гонадотропина. Эндокринол Репрод Биола; 15(1):46.

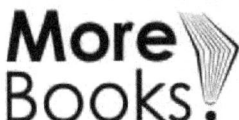
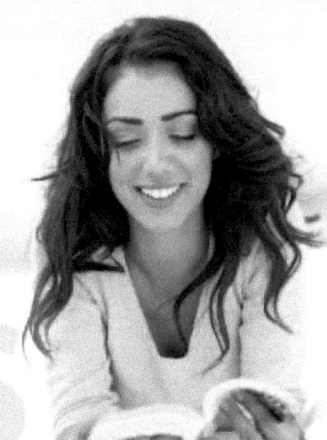
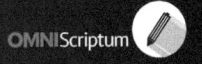

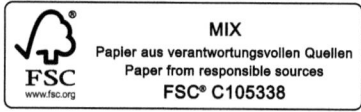
Printed by Books on Demand GmbH, Norderstedt / Germany